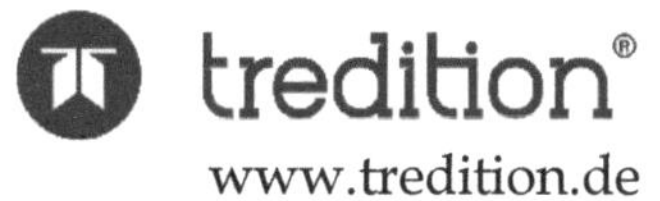

tredition®
www.tredition.de

AF290889

Aphrodite Pandemos

Fit und gesund mit Solo-Sex

Fit and healthy with Solo-Sex

Liebe dich selbst
Love yourself

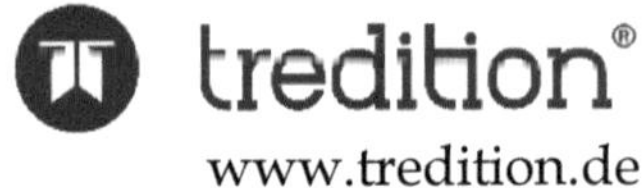

Verlag & Druck: tredition GmbH, Halenreie 40-44, 22359 Hamburg

ISBN
978-3-347-06531-4 (Paperback)
978-3-347-06532-1 (Hardcover)
978-3-347-06533-8 (e-Book)

Das Geheimnis erfolgreicher Menschen, sich zu entspannen auf die feine Damen- / feine Herren- / feine Transgender-Art

The secret of successful people, how to relax in a Gentleman's- / Gentleladies- / Gentletransgender's-Way

Motivations-Buch für die körperliche und geistige Selbst-Liebe.

Motivation-book for physically and mental self-love.

Energiegewinnend und beruhigend zugleich.

Energywinning and soothing at the same time.

Mit Onanieren gesund viele Kalorien verbrauchen, und gleichzeitig viele Muskeln trainieren.

Use up lots of calories in a healty way with masturbating, and train many muscles at the same time.

Tschüss mentaler Stress.

Bye bye mental stress.

Wie selbstbewusste Geschäfts-Leute dank Solo-Sex Stress abbauen, und danach wieder kreative und motivierte Querdenker werden.

How self-assured business-people reduce stress thanks to solo-sex, and can become after that a creative and motivated lateral thinker.

Ist das Buch auch für mich geeignet?

Jetzt mal ganz ehrlich: wann hast DU dir das letzte Mal so richtig Zeit für dich alleine genommen? Nicht fürs lebensnotwendige Essen. Nicht für deinen Schönheits-Schlaf. Nicht beim Shopping, um deinen Kleiderschrank zu füllen. Nein, nicht auf diese Art und Weise.

Wann hast DU dir das letzte Mal Zeit dafür genommen, zu erforschen, was deine einzelnen Körperregionen, vorallem deine Vagina oder dein Penis alles mag? Deine Geschlechtszone ist der goldene Schlüssel und das Tor zugleich um körperlich, geistig und emotional die höchsten Glücksgefühle zu erreichen. Und das mit Sex, vorallem aber mit Solo-Sex.

Auch DU verdienst einen Motivations-Schub für Selbst-Liebe. Deshalb, nimm dir Zeit für dich, und liebe dich selbst. Wer sich selbst lieben lernt, wird ein glücklicher Mensch, und kann auch andere Menschen intensiver lieben. Wenn DU geliebt werden willst, liebe! Am besten fängst DU noch heute damit an.

Is this book suitable for me?

Now to be quite honestly: when have YOU took the last time really time just for yourself only? Not for the essential food. Not for your beauty sleep. Not while shopping, to fill up your closet. No, not in that way.

When have YOU took the last time really time to explore, what each part of your body area, especially your vagina or your penis likes most of all? Your gender zone is the golden key and the gate all at once, to reach phyically, mentally and emotionally the highest happiness emotions. And this with sex, especially with solo-sex.

Also YOU deserve a motivation-push for self-love. Therefore, take time for yourself, and love y-ourself. Who can lurn to love himself / herself, will get a happier human, and can love other people more intensive. If YOU wish to be loved, love! Best is, YOU start today with it.

Ist das auch gesund?

Schon immer beschäftigten sich die Menschen mit der Erforschung ihres eigenen Körpers. Vorallem die Geschlechtsteile und ihre Funktionen faszinieren uns Menschen seit je her immer wieder aufs Neue. Jeder von uns hat schon von der positiven und heilenden Wirkung auf den Körper und Geist als natürliche Folge von Selbst-Liebe gehört. Ebenso folgen viele Tierarten instinktiv ihrem unwiderstehlichen Drang nach sexueller Zufriedenheit durch masturbieren.

Is this also healthy?

Since always people deal with the exploration of their own body. Especially the genitals and whose functions fascinate us people since earlier time always anew. Each one of us has already heard about the positive and healing effect on the body and mind as a natural consequence of self-love. As well lots of animal species follow instinctively their inner irresistible urge after sexual satisfaction by masturbate.

Leider wurde, und wird heute noch, die Ausübung von Solo-Sex oftmals mit Hemmungen, Scham oder sogar schlechtem Gewissen verbunden. Falschinformationen verbreiten Lügen, wie zum Beispiel schlimme Erkrankungen als Folge von onanieren. Verschiedene Religionen verbieten ihren Gläubigern die Selbstbefriedigung. Wer gegen diese Regel verstösst, und es trotzdem wagt, dem drohen harte Strafen. Nach Ansicht gewisser Religionen ist der Verlust von Spermien durch Selbstbefriedigung, die ausschliesslich für die menschliche Fortpflanzung dienen, ein schwerwiegendes Vergehen. Um religiöse Anhänger möglichst vom Ausleben ihrer sexuellen Bedürfnisse fernzuhalten, werden diese mit falschen Informationen eingeschüchtert. Früher, zu der Zeit bevor die Menschen die Bakterien und Viren noch nicht entdeckt haben, wurden schlimme Krankheiten sogar von damaligen Ärzten als Folge von Selbstbefriedigung diagnostiziert.

Unfortunately it has been, and will still be today, that the exercise of solo-sex often is related with inhibitions, shame or even guilty conscience. False informations spread lies, like for example bad illness as a consequence of masturbating. Several religions prohibit their believers the self-satisfaction.

Who will break this rule, and if they would dare, will face severe penalties. According to certain religions is the loss of sperm by self-satisfaction, that solely be of use for the human reproduction, a serious offense. To keep their followers off from playing out their sexual needs, they keep them frightened by wrong informations. In the past, by the time before people haven't discover yet the bacteria and virus, serious diseases even have been diagnosed by then

Heute wissen Frau und Mann und Transgender (das dritte Geschlecht, dass hoffentlich bald einmal weltweit gesetzlich anerkannt wird), dass Solo-Sex die hygienischste Art von Sex überhaupt ist. Kein Gesetz hat die Macht, dem Herzen zu befehlen. Deshalb sollte es weltweit eine Selbstverständlichkeit sein, dass Zis-Menschen (drei Transgender-Gruppen) einen Genderneutralen-Eintrag im Ausweis erhalten. Hass-Kriminalität gegen diese Menschen sollte immer in einer Statistik erfasst werden. So können speziell ausgebildete Polizeiangestellte besser gegen diese Art von Täter vorgehen. Verschwende dein Leben nicht mit Zweifeln und Ängsten. Stehe 100% zu dir und liebe Dich.

By today Woman and Man and Transgender (the third gender, that hopefully will be soon worldwide legally recognised) know, that solo-sex ist the most hygienic art at all. No law has the power to dictate to the heart. Thats why it should be worldwide self-evident, that Cis-Humans (three transgender-groups) must have to receive an gender-neutral entry in the ID-card. Hate-crime against these humans should always be recorded in a statistic. This way specially trained police-employees can act against these perpetrators. Don't waste life in doubts and fears. Stand 100% to yourself and love yourself.

Selbstbefriedigung macht körperlich fit. Durchschnittlich schmelzen ca. 150 kalorien während dem Onanieren dahin. Bei ausdauerndem Sex sogar bis zu 350 kcal. Die Beckenbodenmuskulatur, die Bauch- und Armmuskeln und die Atmung werden bestens trainiert. Im Gehirn werden die beiden Glückshormone Oxytocin und Endorphin produziert und in hohem Masse in den Körper ausgeschüttet. Ähnlich wie in einem Drogenrausch-Zustand, werden negative Gedanken und Stress dank dem Botenstoff Dopamin blitzschnell beseitigt. Der ganze

Körper geniesst nach dem Orgasmus die totale Entspannung für bis zu zwei Stunden. Ausserdem, wer braucht denn schon Drogen? Onanieren befördert dich ebenso in einen enormen Rauschzustand. Einfach ohne negativen Nebenwirkungen wie bei Drogen. Selbstbefriedigung kostet nichts. Der Hormon-Cocktail, bestehend aus Oxytocin, Prolaktin und Serotonin, entsteht vorallem nach dem Orgasmus und wirkt als natürliches opiumähnliches Schmerzmittel. Bei Frauen, die während der Menstruation an Bauchschmerzen leiden, wirkt Selbstbefriedigung (mit oder ohne Orgasmus) krampflösend.

Self-satisfaction makes physically fit. Average approximately 150 calories melt away during masturbating. By persevering sex even up to 350 calories. The pelvic floor muscles, the abdominals and arm muscles and the breathing will get very well trained. In the brain the two happiness hormones oxytocin and endorphins will be produced and released in to the body in huge amounts. Similar like in a high drugged condition, the negative thoughts and stress will be in a lightning speed removed thanks to the neurotransmitter dopamine. The whole body enjoys after the orgasm the totaly relaxation up to two hours. Besides, who really needs drugs? Masturbation will carry YOU as well to an enormous state of intoxication. Just without negative side effects as with drugs. Self-satisfaction does not cost anyting. The hormone-cocktail, composed of oxytocin, prolactin and serotonin, arises especially after the orgasm and works as a natural similar opium-like painkiller. In women, who suffer during the menstruation from abdominal pain, self-satisfaction (with or without orgasm) acts antispasmodic.

Spermien werden nach drei Tagen im Hodensack schlecht und werden vom Körper abgebaut. Werden diese aber öfters durch Sex neu produziert und können abgespritzt werden, wird für neue, frische und gesunde Spermien mehr Platz geschaffen. Ebenso andere Abfallstoffe können so regelmässig ausgeschieden werden. Deshalb werden Prostatabeschwerden durch regelmässige Orgasmen reduziert. Bei Harninkontinenz und Blasenentzündung kann mit regelmässigem Solo-Sex vorgebeugt werden. Zugleich wird die Durchblutung gefördert. Herz-Kreislaufkrankeiten werden durch Sex gelindert, und das Immunsystem wird gestärkt. Aus medizinischer Sicht gibt es nur positive Ergebnisse beim Ausleben von Selbstbefriedigung.

Sperms become after three days in the scrotum rotten and will be phased out of the body. If sperm will get often new produced by sex and can cumshot, more space will get created for new, fresh and healthy sperm. Also other waste substances can get recularly excreted by this way. Thats why prostate complaints will get reduced by regularly orgasm. Urinary incontinence and cystitis can be prevented by regularly solo-sex. At the same time the blood circulation is funded. Cardiovascular diseases are alleviated through sex, and the immune system will get strengthened. From a medical point of view there are only positive results when living out self-satisfaction.

Menschen die sich selber lieben gelernt haben, respektieren andere Menschen viel mehr. Andere respektieren den, der sich selbst respektiert. Ganz egal ob jemand einen Penis oder eine Vagina oder Brüste hat, und ganz egal ob jemand hetero-, oder homosexuelle Vorlieben bevorzugt. Alle Menschen sind gleichwertig. Jeder Mensch muss sich zuerst lieben lernen, um andere Menschen akzeptieren zu können. Stehe 100% zu dir selbst.

People who have learned to love themselfs, respect other people much more. Others respect him / her, who respects himself / herself. No matter if somebody has a penis or a vagina or breasts, and no matter if someone prefers hetero-, or homosexual fondness. All humans are equivalent. Every human being has to learn to love himself, to be able to accept other humans. Stand 100% by yourself.

Selbst wenn deine Nase oder Haare oder Füsse das sexyest Teil an dir ist, pflege diesen Bereich umso mehr. Stell dich nackt vor den Spiegel und suche in aller Ruhe nach deinen schönsten Körperstellen. Diese Körperregionen verdienen von dir besondere Beachtung. DU bist einzigartig. Liebe dich selbst. Jetzt.

Even if your nose or your hair or your feet is the most sexyest part on YOU, take even more care for this zone. Stand in front of a mirror and search calmly after your most beautiful body places. This body regions deserve from YOU special attention. YOU are unique. Love yourself. Now.

Beginne deshalb schon heute mit deinem gesunden Fitness-Training. Pflege deinen Körper und masturbiere dich fit und gesund. Wissen ist eine Schatztruhe, doch der Schlüssel zu ihr ist die Praxis.

Therefore start already today with your healthy fitness training. Care for your body and masturbate yourself fit and healthy. Knowledge is a treasure, but practice is the key to it.

Warum ist Selbst-Liebe gut?

Betrachte es von der ganz einfachen Seite: Wenn es draussen kalt ist und deine Hände rauh und rissig werden, oder wenn DU dir beim Sonnenbaden einen Sonnenbrand eingefangen hast, wenn dir deine Füsse vom vielen Gehen schmerzen, was machst DU dann? Genau, DU verwöhnst und heilst deine beanspruchte Haut mit einer Créme und einer angepassten Massage. Das Ergebnis ist ein gutes und erleichterndes Gefühl auf deiner Haut. Denn dieser Körperstelle hast DU Aufmerksamkeit geschenkt. DU hast deine Haut und den Schmerz mit ihrem Bedürfnis geheilt. Sei dir selber ein Freund, und andere werden deine Freunde sein.

Why is self-love good?

Look at it from the very easy side: If it's cold outside and your hands are getting rough and chapped, or when YOU caught while sunbathing a sunburn, if your feet hurts because of lots of walking, what do YOU do then? Exactly, YOU pamper and heal your punished skin with a cream and a suitable massage. The result is a good and relieve feeling on your skin. Because YOU paid attention to this body part. YOU have heal your skin and pain with it needs. Be a friend to yourself, and others will be friends with YOU.

Was tust DU, wenn DU von zu viel Arbeit psychisch erschöpft bist? Genau, DU versuchst zwischendurch und am Feierabend dein Gehirn mit einer Pause und Abwechslung zu entspannen. DU versuchst, deine Gedanken mit schönen, erfreuenden Angelegenheiten vom Alltags-Stress abzulenken. Vielleicht meditierst DU sogar?

What do YOU do, when YOU are mentally exhausted from too much work? Exactly, YOU try in-between times and at the end of work to relax with a break and a diversification. YOU try to turn away your thougts with nice, gladdening matters from everydays stress. Maybe YOU even meditate?

Und genau gleich wie eine Salbe deine Haut, und eine Meditation dein Gehirn heilen, genau so funktioniert Selbst-Liebe auf dein ganzes Ich. DU nimmst dir Zeit für dich alleine. DU bist dein eigener Boss. Mit deinen Gedanken klebst DU nur an deinem Körper. Mit deinen Händen berührst nur DU deinen Körper. Dein Geist und Körper sind im Einklang.

And exactly the same as a salve is healing your skin, and a meditation is healing your brain, self-love works just like that on your wole YOU. YOU take yourself time for yourself. YOU are your own boss. With your thoughts YOU stick only at your body. With your hands only YOU touch your body. Your soul and body are in line.

DU hast vor deiner Geburt Millionen von Spermien hinter dir gelassen, und bist als Sieger / Siegerin hervorgegangen. DU bist herangewachsen und hast deine Geburt gemeistert. DU bist erwachsen geworden. DU hast schon so viele Ziele erreicht. Jetzt mach weiter. DU bist einmalig. DU bist grossartig. DU bist super. Deshalb, liebe dich selbst. Heute noch.

Before your birth YOU have left millions of sperms behind YOU, and emerged as winner. YOU grown up and mastered your birth. YOU have reached adulthood. YOU already have achieved so many goals. Now carry on. YOU are unmatched. YOU are great. YOU are super. Beause of that, love yourself. Even today.

Nur DU alleine kannst dir diesen Traum von sexueller Erfüllung in Wirklichkeit umwandeln. Dein Körper steht dir 24 Stunden täglich zur Verfügung. Nur DU kennst deinen Körper am besten. Diese goldwerte Körperregion zwischen deinen Beinen, die täglich in modischen Stoffen eingehüllt wird, ist nicht nur zum pipimachen da. Erforsche diese Region, so oft DU kannst. Finde deine Zeit für dich. Dein Körper und Geist werden es dir mit Gesundheit danken.

Only YOU alone can change for yourself this dream of sexual fulfillment in to reality. Your body is available for you 24 hours a day. Only YOU know best about your body. This gold worth body region between your legs, wrapped up every day in fashionable fabrics, is not only there for making pee-pee. Explore this region, so often YOU can. Find your time for yourself. Your body and soul will thank YOU for it with health.

Aber was bringt mir "Das"?

Wer nichts hinterfragt, lernt auch nichts. Wenn DU einmal dein Praktizieren von Solo-Sex wortwörtlich im Griff hast, wirst DU merken, dass das eigene Verwöhnen unter der Gürtllinie die beste Medizin für deinen Körper und Geist ist. Dafür "musst" DU dir Zeit nehmen. DU lernst deinen Ich-Rhythmus kennen. Bestimme deinen Rhythmus. Lass ihn fliessen. Lass es saften und lass es spritzen. Je feuchter und öliger DU deine Geschlechtsteile und deinen gesamten Körper einschmierst, desto mehr pflegst DU deine Haut. Dazu eignet sich eine Gleitcréme aus dem Supermarkt, Apotheke oder Sexshop. Eine gewöhnliche Tagescréme für das Gesicht ist ebenso effektiv.

But what will i gain from "It"?

Who nothing questions, nothing learns. If YOU once will have your practice of solo-sex exact wording in your hands, YOU will realize, that to pamper yourself below the belt is the best medicine for your body and soul. Therefore you "must" take time for yourself. YOU get to know your myself-rhythm. Determine your rhythm. Let it flow. Let the juice extract and let it splash. The more moist and oily YOU grease your private parts and your entire body, the more YOU take care of your skin. Well suited for this are lubricating creams from the supermarket, pharmacy or sexshop. An ordinary day cream for the face is just as effective.

So lernst DU deinen eigenen Körper millimetergenau kennen. Nur DU alleine bestimmst wann, wie lange und wie oft DU dich deinem Körper, vorallem deinen Genitalien und deinen sexuellen Gedanken widmen willst. Und DU willst es bestimmt.

That's how YOU get to know your own body accurate to a millimeter. Only YOU alone decide when, how long and how often YOU want to dedicate yourself to your body, especially to your genitals and your sexually thoughts. And YOU want it certainly.

Nach dem verdienten herbeigesehnten Orgasmus bist DU körperlich und geistig völlig entspannt und ausgeglichen. Deine Ausstrahlung wirkt sich positiv gelassen und selbstsicher gegenüber deinen

Mitmenschen aus. Falls DU gerne vor dem Einschlafen onanierst, freue dich auf einen tiefen erholsamen Schlaf danach. Nach einem Orgasmus erhöht sich der Prolaktinspiegel. Dieses Hormon macht dich schön müde. Wenn DU ständig unruhig zu Bett gehst und nicht einschlafen kannst, befriedige dich einfach selbst. Du verdienst es, gut zu schlafen. Lass doch einmal dein Pyjama im Schrank und schlafe nackt. Denke immer daran, spätestens beim Orgasmus sind die Dessert-Kalorien vom Abendessen wegtrainiert. Deshalb, ficke dich noch heute in einen tiefen gesunden Schlaf. Die Glückshormone, die in deinem Gehirn ausgeschüttet werden, sorgen für tiefste Zufriedenheit.

After the well-deserved anxiously awaited orgasm YOU are physically and mentally completely relaxed and balanced. Your charisma has a positive effect and looks confident towards your fellow humans. If YOU willingly prefer to masturbate before falling asleep, YOU can look forward to a deep relaxing sleep afterwards. After an orgasm the prolactin level increases up. This hormone makes YOU quiete tired. If YOU habitually fidgety go to bed and YOU can not fall asleep, just satisfy yourself. YOU deserve it, to sleep well. Let your pyjama for once in the closet and sleep naked. Always remember, at the latest at your orgasm your dessert calories from the dinner are trained away. Therefore, fuck yourself still today into a deep healthy sleep. The happiness hormones, which will be rushing into your brain, ensure radiant contentedness.

Wie oft soll ich "Das" machen?

Plane dir in deinem Terminkalender speziell einen sogenannten Selbst-Liebe-Termin ein. Nenne diesen Termin zum Beispiel "Time for Love", also "TfL". Nur DU alleine weisst, wann der richtige Zeitpunkt dafür ist. Geduld ist bitter, aber ihre Früchte sind süss.

How often should i do "That"?

Plan yourself in your appointment book a specially so-called self-love-date. Describe this date like for example "Time for Love", thus "TfL". Only YOU alone know, when it is the right time for it. Patience is bitter, but its fruits are sweet.

Vielleicht täglich nach dem Erwachen? Bei Männer ist dann die Testosteron-Ausschüttung ziemlich erhöht. Oder lieber am Nachmittag? Vielleicht immer nach einer Arbeitswoche, als Belohnung und entspannten Start ins Wochenende? Vielleicht immer vor einem Date? Damit DU schön locker bleibst. Vielleicht bevor DU schlafen gehst?

Maybe every day after awaking? With men then is the testosterone release quite boosted. Or preferably in the afternoon? Maybe always after a working week, as a reward and a relaxed start into the weekend? Maybe always before a date? So YOU can stay calm. Maybe before YOU go to sleep?

Genau gleich wie beim Training von Sportlern gibt es bei der Häufigkeit von onanieren keine Richtwerte. Die einen suchen den schnellen "Kick". Die anderen nehmen es als Ausdauersportler von Anfang an gemütlicher, um an ihr Ziel zu gelangen. Die Menschen sind verschieden. Denke stets daran, das Ziel muss nicht immer ein Orgasmus sein. Nein, der Weg ist das Ziel. Sprich, DU nimmst dir Zeit für dich alleine. Sich die Zeit aussuchen, heisst Zeit zu sparen. Tägliches "Training", oder regelmässiges "Workout" ist empfehlenswert. Übung macht den Meister und die Meisterin.

Exactly the same as during the training of athletes there are no guidelines for the frequency to maturbate. Some are looking for the fast "kick". The others take it easy, to reach their aim. The human beings are different from each other. Always remember, that the aim not always has to be an orgasm. No, the way is the goal. Say, YOU take yourself time on your own. To choose time, is to save time. Daily "training", or "regular workout" is recommended. Practice creates masters and women champions.

Ein "gesundes Mass" ist, solange DU geniesst was DU machst, Spass daran hast, und DU dir selber und niemandem schadest. Von Sucht ist die Rede, wenn der Alltags-Rhythmus, wichtige Sachen zum erledigen, und Mitmenschen deswegen vergessen werden. Selbst-Liebe darf nicht ein Ersatz für diese privaten Angelegenheiten sein, sondern soll deinen Alltag bereichern. Es ist Zeit, dass DU dir diesen gesunden Spass gönnst. Wann hast DU noch freie Zeit für dich selber in deiner Agenda?

A healthy amount is, as long as YOU are enjoying what YOU are doing, YOU are having fun, and YOU don't harm yourself or somebody else. Speaking about obsession would be then the case, if the everyday rhythm, important things to do, and fellow humans will be forgotten because of that. Self-love must not be a substitution for these private matters, but rather should enrich your everydays life. It's time, that YOU allow yourself this healthy enjoyment. When do YOU have still free time for yourself in your agenda?

Ich habe einen Partner / eine Partnerin / eine sexuelle Beziehung, gehe ich mit Solo-Sex fremd?

Im Gegenteil! Durch Selbst-Liebe lernst DU deinen Körper bestmöglichst kennen. DU aktivierst und befriedigst deine sexuellen Bedürfnisse, genau so wie DU es brauchst. Es ist dein Geheimnis.

I have a partner / a female partner / a sexual relationship, am i unfaithful with solo-sex?

Quite the contrary! Trough self-love YOU learn to known your body at the best. YOU atctivate and satisfy your sexual needs, exactly as YOU need it. It's your secret.

Wenn DU mit deinem Partner / deiner Partnerin zusammen Sex geniesst, kannst DU vollkommen auf seine / ihre Bedürfnisse eingehen. Denn DU hast ja deine "eigenen Termine (TfL)", die dich vollkommen beglücken.

While YOU enjoy with your partner / your female partner sex together, YOU can completely meet his / her needs. Because YOU have got your "own dates", where completely delight YOU.

Genau gleich sieht es bei deinem Partner / deiner Partnerin aus. Wenn er / sie es sich "selber macht", hat das nichts mit dir zu tun. Dein Partner / deine Partnerin braucht einfach mal Zeit für sich alleine. Vielleicht trainiert er / sie für euer gemeinsames Sexleben? Vielleich hat er / sie Vorlieben wo dir nicht zusagen? Um dir diese Vorlieben nicht gegen deinen Willen aufzudrängen, macht er / sie es sich selber. Oftmals ist aber der Grund auch, dass der Partner / die Partnerin einfach zu erschöpft vom Alltags-Stress ist, und sich während dem Sex zu zweit nicht blamieren möchte, weil die körperliche Ausdauer fehlt. Er / sie möchte einfach niemanden enttäuschen und nicht zu egoistisch wirken. Viele Menschen stellen zu hohe Anforderungen an ihre Sexualpartner / Sexualpartnerinnen. Diesen Anforderungen stets gerecht zu werden ist nicht immer einfach. Deshalb sollte jeder Mensch zuerst bei sich selber anfangen, und schauen, dass er sich selber und seinen Ansprüchen gerecht wird. Nur so lernt man

Respekt gegenüber seinem Partner / seiner Partnerin. Sich an wenigen aber dafür geglückten Dingen zu erfreuen ist wertvoller, als sich unzufrieden über nicht erreichte sexuelle Ziele in der Partnerschaft aufzuregen. Weniger ist mehr.

It looks exactly the same by your partner / your female partner. If he / she "makes IT by himself / herself", that doesn't has anything to do with YOU. Maybe he / she is practise for your sexlife together? Maybe he / she has special proclivities that don't suit YOU? To not force this proclivities against your will, he / she "makes IT alone". The reason is often as well, that the partner / the female partner is just to worn-out from everydays stress, and doesn't want to embarrass himself / herself during sex, because the physical endurance is missing. He / she just doesn't want to disappoint someone and doesn't want to act selfish. Many humans make high demands on their sexualpartners / sexualfemalepartners. It's not always easy to meet these increased higher demands. Therefore each human should start with oneself, and look, to live up to oneself and own standarts. Only this way YOU learn to have respect towards your partner / female partner. To enjoy the little simple but succeeded things is more valuable, as to get upset about not achieved sexual goals in a partnership. Less is more.

Frag doch mal deinen Partner / deine Partnerin, was er / sie von Selbstbefriedigung hält. Wenn ihr gut darüber sprechen könnt und euch einig sind, könnt ihr auch gemeinsam nebeneinander eure Selbstbefriedigung ausleben, einander zuschauen, und viel voneinander lernen.

Feel free to ask your partner / female partner, how he / she thinks about self-satisfaction. If you both can talk good about it and you both agree on it, you can live out together your self-satisfaction next to each other, watch each other, and learn a lot from each other.

Wenn in einer Partnerschaft das Problem besteht, dass ein Partner / eine Partnerin "zu früh kommt", kann sich der / die andere vorher schon selber sexuell verwöhnen, oder verwöhnen lassen. Für gleichgeschlechtliche Sexualpartner /Sexualpartnerinnen sowie "verschieden-gebaute" Sexualpartner / Sexualpartnerinnen ist das Kommunizieren über diesen oftmals heiklen Empfindungsbereich hochinteressant. Wenn ihr nicht darüber reden könnt, oder verschiedene Meinungen habt, bleibt deine Selbst-Liebe weiterhin mit gutem Grund dein Geheimnis. Niemand darf dich von deinen Wünschen abhalten. DU gehörst nur dir alleine. Sei stolz auf dich. Belohne dich. Liebe dich von ganzem Herzen.

If in a partnership the problem exists, that one partner / female partner "comes too early", the other one can pamper himself / herself sexually alone before, or let himself / herself be pampered. For same-sex sexual-partners / sexual-female-partners such as "differently-built" sexual-partners / sexual-female-partners is the communication about this often hot sensitive issue highly interesting. If you can't talk about it, or have different opinions, your self-love will remain with good reason your secret. No-one can keep YOU away from your wishes. YOU belong only to YOU alone. Be proud of yourself. Reward yourself. Love yourself from the bottom of your heart.

Wie mache ich es mir selbst?

Wie? Womit? Und wo?

DU hast dir jetzt einen "freien Termin (TfL)" nur für dich alleine erlaubt? Herzlichen Glückwunsch!

Das hast DU dir verdient. Dein erster grosser Schritt zur Tiefenentspannung mit Glücksgefühlen ist getan. Lerne, lerne und lerne. Jeder Mensch ist seines Glückes Schmied.

How do i do it myself?

How? With what? And where?

YOU have allow yourself now a "free date (TfL)" just for YOU alone? Congratulations! YOU well-deserve it. Your first big step to deep relaxation with happiness emotions is done. Study, study and study. Everyone is the artificer of his / her own happiness.

Hörst DU gerne Musik? Schalte deinen Lieblings-Sound ein. Schalte dein Natel auf lautlos. Oder lege es einfach weit weg. Welches Körperteil möchtest DU mit all deinen Sinnen verwöhnen? Badest Du gerne? Bade dich hemmungslos in deiner Selbstliebe. Entspannst Du dich gerne unter der Dusche? Stelle die Wassertemperatur auf angenehm warm. Fühle, wie sich durch die Wärme deine Haut ausdehnt und sich dein Körper entspannt. Deine Durchblutung wird angeregt. Bevorzugst Du lieber im (noch) trockenen Bett zu liegen? Vielleicht betrachtest Du dich am liebsten im Spiegel? Der sonnige Balkon oder das Sofa können auch Entspannungs-Oasen sein. Aber bitte nicht in der Öffentlichkeit. Du brauchst keine unfreiwilligen Zuschauer. Ausser natürlich dein Sexualpartner / deine Sexualpartnerin der / die damit einverstanden ist.

Do YOU like listening to music? Turn on your favorite sound. Switch your phone to silent. Or just put it far away. Which bodypart would YOU like to indulge with all your senses? YOU like bathing? Bath yourself unrestrained in your own self-love. Do YOU like relaxing under the shower? Switch the water temperature to pleasantly warm. Feel, how your skin extends through the warmth and your body relaxes. Do YOU prefer to lie in a (yet) dry bed? Maybe YOU esteem yourself preferably in a mirror? The sunny balcony or the sofa can also be an relaxation oasis. But please not in front of the public eye. YOU don't need any captive audience. Except of course your sexual-partner / sexual-female-partner, who is in agreement with it.

Schliesse deine Augen. Brauchst DU Tageslicht, Schlummerlicht oder absolute Dunkelheit? Denke an ein Ereignis, das dich erfreut hat. Denke an schöne Momente. Diese Gedanken entspannen deine Nerven. Das Denken kann einem Menschen Freude und Vergnügen bereiten. Anschliessend denkst Du an etwas, oder jemanden, der dich sexuell erregt. Brauchst Du dazu Bilder? Magst Du Filme? Oder bist Du stark genug mit deinen Gedanken, um dir selber einen Film im Kopf vorzuspielen? Trainiere deine Fantasie. Geniesse dein Körper für Fantasie.

Close your eyes. Do YOU need daylight, snooze-light or absolutely darkness? Think at a happening, that pleased YOU. Think at beautiful moments. This thoughts will relax your nerves. Thinking can give man / woman enjoyment and pleasure. Following YOU think at something, or somebody, that arouses YOU sexually. Do YOU need pictures for that? Do YOU like films? Or are YOU strong enough with your thoughts, to play yourself an own movie in your head? Train your Fantasy. Enjoy your body flesh for Fantasy!

Selbst-Liebe kann auch nur im Kopf, also in Gedanken erfolgen. Stell dir deine gewünschte Umgebung bis ins kleinste Detail ganz genau vor. Du kannst dich in deinem Film selber sein, oder auch von einer Distanz aus beobachten, als wärst DU ein Filmschauspieler / Schauspielerin. Dein Körper wird sich alleine zu "deinem Film" bewegen.

Self-love can be effected also in the head, thus in mind. Imagine yourself your desired vicinity exactly down to the smallest detail. YOU can be yourself in your film, or YOU can watch yourself out from a distance, as if YOU were a movie actor / actress. Your body will move alone to "your movie".

Die Psyche besteht aus einer verborgenen Anatomie, ein feinstofflicher Mechanismus. Dieser speichert erlebte Eindrücke im Leben. Nutze die positiven schönen Erlebnisse wie Bilder, Farben, Gerüche. Liebst DU Parfumes oder vielleicht der Geruch von Leder? Benutze diese Gerüche um dich zu stimmulieren.

The psyche consists of a hidden anatomy, a subtle mechanism. This saves experienced impressions in life. Use the positive pleasant experiences like pictures, colors, fragrancy. Do YOU love perfume or maybe the smell of leather? Use these scents to stimulate yourself.

Anders als beim Meditieren, wo man möglichst an nichts zu denken versucht um Gedankenfrei zu werden, bewegt man sich hier in einem kontrollierten Traum. Kontrolliert bedeutet, dass man seine Gedanken positiv stark auf seinen Körper und seine Gefühle lenkt. Diese Gedanken steigern das Selbstbewusstsein enorm. Versagerängste gibt es keine im "eigenen Film". Dort bist nur DU mit dir selber. Andere Leute darfst DU dir sicher dazu denken. Diese Leute spielen aber nach deinem Drehbuch. Deine Gedanken sind frei.

Different as while meditating, where someone is trying to think at nothing to get thoughtlessly, someone moves here in a controlled dream. Controlled means, that one leads his / her thoughts positive strongly on his / her body and his / her feelings. These thoughts increases the self-confindence enormous. There are no fear of failure in your "own movie". There is only YOU with yourself. Of course YOU can think about other people too. But these people act after your script. Your thougts are free.

Zum Einschlafen eignet sich Gedanken-Sex besonders gut, da DU keinerlei Zeitdruck verspührst. Am Morgen, beim Erwachen ist das auch passend, wenn DU nicht auf Zeit irgendwo hin musst. Denn sich Zeit nehmen für sich selber hat höchste Priorität beim Gedanken-Sex. Wenn Du dir "deinen Film" antrainierst, kannst DU es nur alleine mit deinen Gedanken bis zum Orgasmus schaffen. Dein Körper wird sich dabei wie auf Ozeanwellen schütteln. Ein unglaublich genussreiches Gefühl. Mehrfach-Orgasmen kurz hintereinander sind dabei nicht selten.

To fall asleep, mind-sex works especially well, because YOU feel no time pressure at all. In the morning, when awakening, it is also suitable, if YOU don't have to go somewhere on time. Because taking your time, has top priority while mind-sex. If YOU train yourself "your movie", YOU can make it alone with your thoughts up to orgasm. Your body will shake it self like on ocean waves. An amazing enjoyable feeling. Multiple-orgasm shortly after each other, aren't seldom with it.

Auch bei dieser Form der Selbst-Liebe gilt, dass nicht der Höhepunkt alleine zählt, sondern vielmehr die positiven Gedanken an dich selber, und die Zeit wo DU dir schenkst. Selbstüberwindung ist der Grösste aller Erfolge.

Even by this type of self-love it applies, that not the climax alone counts, but rather the positive thoughts to yourself, and the time where YOU donate yourself. Self-conquest is the greatest of all victories.

Jetzt könnte ich dir in diesem Buch eine unendliche Vielzahl von Sex-Toys vorstellen und darüber Werbung machen. Als ehemalige langjährige Beraterin in einem gehobenen Sex-Shop wäre das natürlich kein Problem. Ich habe so viele Menschen beraten und dabei meistens festgestellt, dass diese Menschen sich selber erst richtig kennenlernen müssen. Den ersten Schritt, nämlich sich beraten lassen in einem solchen Fachgeschäft, haben all diese Menschen gemacht. Auch wenn diese nicht immer ein Sex-Spielzeug, oder eine Gleitcréme, oder einen Film gekauft haben. Das wichtigste dabei war: sie haben sich Zeit genommen für sich selber und sich beraten lassen, was es alles an Möglichkeiten gibt. Es gibt nämlich nicht "den besten Vibi" oder "den besten Film". Frage dich zuerst einmal: Was mag ich? Worauf stehe ich?

Now i could present to YOU an endless variety of sex-toys in this book an make advertisement about

that. As a former long-time consultant in a sophisti-
cated sex-shop that would obviously be no problem.
I have advised so many people and i mostly noticed,
that these people have to really got to know themselves first. The first step, namely obtain advice in a
such specialized shop, all these people have made.
Even if these people not always bought a sex-toy,
or a lubricating cream, or a film. The most important
thing was: they took time for themselves and have
received advice, what kind of all possibilities there
are.There namely is not "the best vibrator" or "the
best movie". Ask yourself first: What do i like? What
am i into?

Hast DU eine Vagina? Geil. Diese hat nämlich
verschiedene "heisse" Stellen. Verschiedene Möglichkeiten erlauben es dir, dich in unbeschreibliche
Orgasmus-Sphären zu katapultieren. Du hast den
biologischen Vorteil, unbemerkt sexuell erregt in der
Öffentlichkeit umherzulaufen. Erforsche in aller
Ruhe jeden millimeter deiner Vagina. Diese besteht
nicht nur aus einem Loch. Die äusseren und inneren Schamlippen und die Klitoris bilden einen ge-
fühlsvollen Funpark.

Do YOU have a vagina? Lecherous. This has namely several "hot" parts. Various possibilities allow YOU, to catapult yourself into inexpressible orgasm-spheres.YOU have the biological advantage, to mill around sexually aroused unnoticed in the pulic. Explore calmly every millimeter of your vagina. This doesn't consists only of a hole. The outer and inner lips of the vulva and the clitoris form a soulful funpark.

Frage dich zuerst, was dir besonders gefällt. Möchtest DU dich mit oder ohne geeignete Hilfsmittel verwöhnen?

Ask yourself first, what do YOU like especially. Do YOU want to pamper yourself with or without suitable tools?

Penetrieren, also Rein- und Rausbewegungen, ist eine Möglichkeit. Steht DU auf einen dicken, überdimensionierten Dildo oder eher auf einen schmalen? Lieber mit positiven Vibrationen? Also einen Vibrator? Verstellbare Vibrations-Stärke? Oder genügt nur eine? Soll es eher ein weiches Sex-Toy sein? Oder stehst DU auf Härte? Eher laut wie ein Rasenmäher oder doch lieber dezent diskret leise. Muss es wasserdicht sein? Hast DU eine

Lieblingsfarbe? Welches Gleitmittel passt zu diesem Material? Wasser- oder Ölbasis? Passt ein Kondom darüber? Sonst frage nach Reinigungsmöglichkeiten. Nimm auf keinen Fall Gegenstände welche abbrechen können, und deine Intimzone innerlich oder äusserlich verletzen können. Bei Naturprodukten wie z. B. Zucchetti, Auberginen oder Wurst kannst DU aus hygienischen Gründen entweder ein Kondom darüber streifen oder es vorher gut waschen. Benutze dabei immer sehr viel Gleitmittel, oder eine milde Gesictscréme.

Penetrate, say in- and out-movements, is a possibility. Are YOU into a thick, oversized dildo or do YOU rather prefer a slim one? Rather with positive vibrations? So a vibrator? Adjustable strength of vibrations? Or is only one sufficient? Should it rather be a soft sex-toy? Or do YOU like hardness? Rather loud as a mowing machine or better a discreetly quietly one? Does it has to be waterproof? Do YOU have a favourite colour? What kind of lubricant is suitable for this material? Water- or oil-based? Does a condom fits over it? Otherwise ask after cleaning possibilities. Never ever use items which could break and lacerate your intimate zone internally or outwardly. For natural products, for example zucchini, aubergine or sausage, YOU can use for hygienic reasons either a condom over it or wash it very good. Use for it always a lot of lubricant cream, or a mild face-creme.

Äusserlich verwöhnen, also Klitoris-Stimmulation, ist auch eine Variante für sexuellen Genuss. Lege dich entspannt auf den Rücken. Mit zwei Fingern öffnest DU deine zwei äusseren grossen Schamlippen. Mit deiner anderen Hand reibst DU leicht über die gesamte freigelegte Intimzone. Mal langsam. Mal schneller. Benutze dafür ein sanftes Massage-Öl, eine Gleitcréme, eine einfache Gesichts-Créme, oder milde Handseife. So reibst DU deine Vagina nicht wund. Stehst DU auf diese Reibungen? Wenn DU nicht selber Hand anlegen möchtest, lege einen Vibrator auf deine Klitoris. Lasse ihn die ganze Arbeit machen und entspanne dich dabei. Oder DU legst dich auf den Bauch. Arbeite dich mit vollem Körpereinsatz auf deinem Vibi unter deiner Klitoris hin und her. Achte dabei auf deine Atmung. Stöhne dabei leise oder laut wenn DU Lust dazu verspührst. So verbrauchst DU zusätzlich viele Kalorien. Möchtest DU dich lieber verkehrt herum auf einen Stuhl setzen? Leg einen Vibrator oder einen anderen gewünschten Gegenstand unter deine Vagina. Jetzt bewegst DU deinen Beckenboden vor und zurück. Sehr viele Muskeln werden dabei trainiert. Halte dich an der Rückenlehne fest. Kralle deine Nägel ins Polster hinein. Los jetzt, reite deinem Orgasmus entgegen. Merkst DU schon, wie DU feucht wirst? Benutze deinen Vagina-Saft ebenfalls als Gleitmittel. Verstreiche deinen Saft über deinen gesamten Intimbereich. Rieche an deiner Hand. Lecke deine Finger ab. Das ist dein einmaliger Geruch. Geniesse dich selber mit all deinen Sinnen.

Pampering outwardly, thus clitoris-stimulation, is also a variant for sexual enjoyment. Lay yourself relaxed on your back. With two fingers YOU open up your outwardly two lips of your vulva. With your other hand YOU rub softly over the entire exposed intimate zone. Once slow. Once quickly. Use for that a gentle massage oil, a lubricant, a simple face cream, or mild hand soap. This way YOU don't rub your vagina sore. Do YOU like this way of rubbing? If YOU don't want to lend a hand by yourself, lay a vibrator on your clitoris. Let it make the whole work while YOU relax. Or YOU ley yourself down on your front. Work with full use of your body on your vibrator under your clitoris back and forth. Pay attention to your breathig. Moan loudly or softly if YOU feel like doing it. This way YOU are using additionally many calories. Do YOU like to sit down the wrong way round on a chair? Lay a vibrator or an other desired item under your vagina. Now YOU move your pelvic floor back and forth. A lot of muscles will be trained. Hold on tight on the back of the chair. Grab your nails into the back cushion. Come on now, ride towards your orgasm. Do YOU already feel, how YOU get wet? Use your vagina-juice as well as lubricant. Spread your juice over your whole intimate area. Smell your hand. Lick your fingers. This is your uniquely fragrancy. Enjoy yourself with all your senses.

Unter der Dusche öffnest DU mit zwei Fingern deine äusseren Schamlippen. Mit der anderen Hand hältst DU die Duschbrause genau so hin, dass der Wasserstrahl auf deine freigelegte Intimzone spritzt. Je nach Duschkopf, ich empfehle solche mit weichen Noppen, kannst DU damit zusätzlich an deiner Vagina reiben. Klemme die Duschbrause zwischen deine Vagina. Stosse die Duschbrause mit deinem ganzen Körper gegen die Wand.

Halte dabei die Duschbrause nur mit einer Hand fest. Mit der anderen Hand stützt DU dich an der Wand ab. Die Beckenbodenmuskulatur ist gefordert. Wichtig dabei ist, den Wasserstrahl nicht direkt unten hinein zu halten. Eine solche Intimdusche stört den natürlichen körpereigenen Bakterienhaushalt. Probiere wasserdichte Vibis in der Badewanne aus, während DU dir ein entspannendes, warmes, duftendes Bad gönnst. Duschmittel eignet sich hervorragend als Gleitmittel.

Under the shower YOU open up with two fingers your outer lips of the vulva. With the other hand YOU hold the shower head exactly that way, that the water jet splashes up on your exposed intimate zone. Depending on which shower head YOU use, i recommend such with soft pimples, YOU can rub with it additionally on your vagina. Clamp the shower head between your vagina. Push the shower head with your hole body against the wall. Hold the shower head with only one hand tight. With the other hand YOU prop yourself up on the wall. The pelvic floor muscles are required. The important thing here is, not to hold the water jet directly inside down below. Such an intimate shower disturbs the natural body's own bacterial balance. Try out waterproof vibrators in the bathtub, while YOU indulge yourself a relaxing, warm, fragrant bath. Shower gel is extremely well-suited as a lubricant.

Du hast einen Penis? Sei stolz auf ihn. Hast DU bereits erste Erfahrungen mit Selbstbefriedigung erlebt? Es kommt nicht auf die Grösse an, wie viele Menschen meinen. Sondern auf die Taktik, also die Art und Weise wie DU deinen Penis verwöhnen wirst und wie DU mit ihm trainierst. Überlege dir, wie zufrieden DU während und nach dem Onanieren bist. Verwöhnst DU dich lieber mit deinen Händen? Brauchst DU ein Sex-Toy dafür? Oder trainierst DU lieber mit deinem ganzen Körper?

Do YOU have a penis? Be proud of it. Do YOU already have first experiences with masturbation? It's not the size that counts, like many people believe. But on tactics, or in other words, how YOU pamper your penis and train with it. Consider, how satisfied YOU are while and after masturbating. Do YOU love to indulge yourself with your hands? Do YOU need a sex-toy for it? Or do YOU prefer to train with your hole body?

Wenn dein Penis wund wird, oder DU danach Kopfschmerzen hast, solltest DU eine neue Trainings-Mehode ausprobieren. Versuche mit deinen Händen weniger Druck auszuüben. Benutze viel Gleitmittel, Öl oder Tages-Créme. Duschmittel und Handseifen sorgen ebenso für einen flutschigen Spass und schonen deine Penishaut. Lege dich auf den Bauch und bewege deinen ganzen Körper hinauf und hinab. Reibe deinen Penis auf einer Matratze, auf dem Sofa oder einem Kissen auf und ab. DU wirst auf diese Weise deinen Solo-Sex länger und intensiver erleben.

If your penis is getting sore, or YOU become afterwards a headache, YOU should try out a new training method. Try to exert less pressure with your hands. Use a lot of lubricant, oil or day-cream. Shower-gels and hand-soaps also do ensure a slippery pleasure and take care of your penis skin. Lie down on your tummy and move your hole body up and down. Rub your penis on a mattres, on a sofa or a pillow up and down. That way YOU will enjoy your solo-sex much longer and more intensiv.

Durch das Anspannen und Lockern deiner Ganzkörper-Muskulatur wird die Durchblutung in deinem ganzen Körper gefordert. Achte auf deine Atmung. Stöhne leise oder laut dabei. Gleichzeitig werden noch andere empfindliche Intimstellen, wie zum Beispiel deine Hodensäcke oder Brustwarzen, berührt. Durch die verschiedenen Körper-Reize kannst DU die Dauer deiner Erregbarkeit trainieren. Ebenso den Zeitpunkt von deinem Orgasmus wirst DU besser bestimmen können. Das wirkt sich ebenfalls positiv auf das Sexleben mit deinem Partner / deiner Partnerin aus. Wichtig ist: praktizieren, ausüben, trainieren. DU kannst nichts falsch machen, nur lernen.

By tensing and loosening your full body muscular the blood circulation in your hole body is promoted. Pay attention to your breathing. Moan loudly or quietly with it. By the same time other sensitive intimate areas, like for example your scrotum or your nipples, will be touched. By the different body stimuli YOU can train the duration of your excitability. Also the point in time for your orgasmus YOU will define this way better. That also has a positive effect on the sex life with your partner / female partner. Important is: practice, exercise, train. YOU can not do something wrong, YOU just can learn.

Achte darauf, dass DU ganz alleine für dich und ungestört bist. Ausser natürlich DU lebst deine Selbstbefriedigung vor deinem Partner / deiner Partnerin aus.

Make sure, that YOU are all alone by yourself and are undisturbed. Exept of course YOU live out your masturbation in front of your partner / female partner.

Achte bei Sex-Toys auf deine Vorlieben. Erkenne deine Abneigungen. Eine Vakuumpumpe verspricht viel, aber bringt eher nichts. Der Penis wird durch das Ansaugen nur "vorbereitet". Er wird nicht grösser als er schon ist, und es finden keine Berührungen statt. Benutze lieber ein Vibrations-Toy zur Stimmulation. Bei einer aufblasbaren Puppe oder einer Silikon-Vagina wird dein Penis weich und eng umschlossen. Ebenso musst DU mit deinem ganzen Körper trainieren. Benutze dabei ein Kondom. Das ist hygienischer. Dein Sex-Toy kannst DU danach mehrmals benutzen.

Respect yourself on it and listen to your preferences. Recognize your dislikes. A vacuum pump promises a lot, but rather brings nothing. The penis just gets "prepared" by the suction. It doesn't get larger than it already is, and there are no touches. Better use a vibration-toy for stimulation. With a inflatable doll or a silicone-vagina your penis gets soft and tightly enclosed. As well YOU must train with your whole body. Use for that a condom. That is more hygienic. YOU can use your sex-toy several times afterwards.

Wenn dein Penis gross und hart wird, und DU diesen Anblick und dieses Gefühl länger geniessen möchtest, ziehe zu Beginn einfach einen Penisring an. Dieser Ring gehört ganz nach hinten wo dein Penis beginnt. Benutze einen weichen elastischen Gummiring der nicht einschneidet. Ein Haargummi tuts auch. Dadurch fliesst das Blut nur ganz langsam aus dem Penis, und er bleibt länger hart. Auch beim Sex mit dem Partner / der Partnerin ist dieser Ring sehr beliebt. Flauschige Gummis oder mit Noppen stimulieren auch deinen Partner / deine Partnerin. Wichtig dabei ist, dass DU Spass dabei hast und keine Schmerzen.

If your penis gets large and hard, and YOU would like to enjoy this feeling more longer, just wear at the beginning a penisring. This ring belongs completely to the back where your penis begins. Use a soft elastic rubberring that doesn't cut in. A hair tie does it too. This causes the blood to flow only very slowly out from the penis, and so it stays longer hard. Also during sex with the partner / female partner this ring is very popular. Fluffy rubbers or with pimples stimulates also your partner / female partner. The important thing here is, that YOU have fun and no pain.

Rieche zwischendurch an deinen Händen. Lecke deine Finger ab. Vor und nach dem Orgasmus. Möchtest DU dich dabei im Spiegel bewundern? Oder vielleicht lieber einen Film dabei schauen? Oder lieber deine Augen schliessen und dir deinen eigenen Film vorstellen? Erforsche dein eigenes Solo-Sex-Universum. DU bist dein eigener Chef. DU musst erst die Leidenschaft durchleben, bevor DU sie fühlen kannst.

Smell in between on your hands. Lick your fingers. Before and after the orgasm. Would YOU like to admire yourself in the mirror? Or maybe better watch a movie with it? Or rather close your eyes and imagine yourself your own film? Explore your own solo-sex-universe. YOU are your own boss. YOU must act out passion, before YOU can feel it.

Hast DU schon einmal Anal-Stimulation versucht? Oder deutsch und deutlich gesagt: "Denke mal an dein Arschloch. Liebe dein Arschloch". Das ist auch eine Lovebox. Dadurch wird ebenfalls das gesamte vegetative Nervensystem stimuliert. Das Ergebnis ist höchste geistige Kreativität. Viele künstlerisch arbeitende Menschen praktizieren Anal-Sex. Wenn es dir gelingt, diesen inneren starken Muskel zu entspannen und zu massieren, verschwinden deine letzten Stressblockaden im Kopf.

Have YOU ever tried anal-stimulation? Or clearly said:" Think of your asshole too. Love your asshole". This is also a lovebox. Through that the entire autonomic nervous system will also be stimulated. The result is supreme intellectual creativity. Many artistical working people are practicing anal-sex. If YOU succeed, to relax and massage this inner strong muscle, your last stress-blockages in your head will disappear.

Sehr wichtig dabei ist immer sehr viel, wahnsinnig viel Gleitmittel anzuwenden. Dein Po besitzt keine Flutschidrüsen, die Saft produzieren. Dort drin ist es furztrocken. Entspanne dich mit einem warmen Bad, oder unter der Dusche. Duschmittel ist auch ein Gleitmittel. Benutze zuerst nur einen Finger, und schiebe ihn in dein Arschloch hinein und wieder heraus. Oder verwende ein spezielles Anal-Sex-Toy das vorne sehr schmal und weich ist, wie der But-Plug. Auch eine Wurst oder eine Karotte sind ebenfalls mögliche Hilfsmittel. Ziehe ein Kondom über deine Hilfsmittel. Verwende niemals ein hartes Material das abbrechen kann, und dich innerlich verletzen könnte. Wechsle das Kondom, falls DU den gleichen Gegenstand in deine Vagina schiebst. Oder wasche das Sex-Toy ab. So gelangen keine Bakterien in deine Lustgrotte.

Also very important is always to use a lot of, tremendous amount of lubricant. Your butt has none sliding glands, which produce juice. In there it's fart dry. Relax yourself with a warm bath, or under a shower. Shower gel is also a lubricant. Use first only one finger, and slide it inside and out again from your asshole. Or use a special anal-sex-toy, which is very slim in the front and soft, like the but-plug. Also a sausage or a carrot are possible accessories as well. Put on a condom over your accessories. Never ever use a hard material that can break off, and can injure YOU internally. Change the condom, if YOU push the same item into your vagina. Or wash off the sex-toy. So no bacteria get into your pleasure grotto.

Nebst genügend Gleitmittel, auch eine Tagescreme ist möglich, ist viel Zeit zum Entspannen nötig. In Sitzposition oder seitlich liegend mit angewinkelten Beinen kannst DU dich am besten entspannen. Sehr viele Nervenenden werden durch diese Reize stimuliert. Bei Männer wird sogar die Prostata verwöhnt. Gleichzeitig kannst DU mit der anderen Hand deinen Penis oder deine Vagina verwöhnen. Wiederhole dieses bewusste Erlernen von der Entspannung des Schliess-Muskels nach genügend Pausen.

Along with enough lubricant, also a day cream is possible, there is a lot of time for relaxation necessary. In sitting position or lying on the side with bended legs YOU can relax most suitable. A great many nerve endings are getting stimulatet through these stimuli. In men even the prostate is getting spoiled. At the same time YOU can pamper with your other hand your penis or your vagina. Repeat this consciously learning of relaxation from the anal sphincter muscle after enough breaks.

Es braucht beim Arschfick keine schnellen Rein- und Rausbewegungen wie es in Filmen gezeigt wird. Diese Schauspieler und Schauspielerinnen stehen meistens unter Drogeneinfluss und haben keine Glücksgefühle dabei. Das sind schmerzverzerrte Gesichter die in die Kamera schauen. Dein Arschloch ist zum entspannen und geniessen da. Die Haut darf nicht schmerzen und rissig werden. Falls das passieren sollte, benutze danach eine desinfizierende Wundheil-Salbe wie zum Beispiel Bepanthen oder eine andere spezielle Anal-Salbe aus der Apotheke. Liebe deinen Arsch. Diese Liebe beginnt in deinem Kopf. Dann wirst DU auch Spass dabei erleben. Frauen, Männer und Transgender lieben gleichermassen Anal-Sex. Das hat nichts mit Homosexualität zu tun. Es ist eine Variante für alle Menschen um Sex zu geniessen.

It doesn't need quick in and out movements for ass fucking like it shows in films. These play-actors and play-actresses are mostly under drug influence and have none pleasure feelings with it. These are pain twisted faces which are looking into the camera. Your asshole Is here for relaxing and enjoyment. Your skin must not hurt or become craze. In case this would happen, use afterwards a disinfectant wound healing ointment like for example Bepanthen or an other specially anal-ointment from the pharmacy. Love your ass. This love starts in your head. Women, men and transgender love anal-sex equally. This has nothing to do with homosexuality. It is a variant for all humans to enjoy sex.

DU hast dir für dieses Selbst-Liebe-Buch Zeit genommen.

Jetzt nimm DU dir Zeit für dich.

Liebe dich selber.

Jetzt.

YOU took your time for this self-love-book.

Now take time for yourself.

Love yourself.

Now.

Ich wünsche Dir viele freudige, bereichernde, ent-
spannende und geile Momente mit AHA-Effekten.
Steigere dich mit dem Single-Sex-Yoga täglich um
nur 1%, und DU wirst innerhalb kurzer Zeit ein kom-
plett glücklicher zufriedener Mensch. DU und deine
Gesundheit sind hochwertiger als Gold.

I whish YOU many joyful, enriching, relaxing and
lecherous moments with aha-effects. Increase yourself with the single-sex-yoga daily by only 1%, and
YOU will get in a short time a completely happy con-
tented person. YOU and your healthiness are more
valuable than gold.

Autorin:

Aphrodite Pandemos, Geboren 1977 in der Schweiz, verheiratet, Mutter und freiberufliche Autorin

Authoress:

Aphrodite Pandemos, born 1977 in Switzerland, married, mother and self-employed authoress